ÉPIDÉMIE

DE

ROUGEOLE

OBSERVÉE EN 1879–1880

D'APRÈS LA STATISTIQUE OFFICIELLE DES ÉTABLISSEMENTS
UNIVERSITAIRES DE LA VILLE D'ANGERS

PAR

Le Dr A. GUICHARD

Professeur suppléant d'accouchements à l'École de Médecine
Chirurgien-adjoint de la Maternité
Médecin-adjoint du Lycée.

ANGERS

IMPRIMERIE-LIBRAIRIE GERMAIN ET G. GRASSIN
RUE SAINT-LAUD

1881

ÉPIDÉMIE

DE

ROUGEOLE

ÉPIDÉMIE

DE

ROUGEOLE

OBSERVÉE EN 1879-1880

D'APRÈS LA STATISTIQUE OFFICIELLE DES ÉTABLISSEMENTS UNIVERSITAIRES DE LA VILLE D'ANGERS

PAR

Le Dr A. GUICHARD

Professeur suppléant d'accouchements à l'École de Médecine
Chirurgien-adjoint de la Maternité
Médecin-adjoint du Lycée.

ANGERS

IMPRIMERIE-LIBRAIRIE GERMAIN ET G. GRASSIN
RUE SAINT-LAUD

—

1881

ÉPIDÉMIE DE ROUGEOLE

OBSERVEE EN 1879-1880

D'après la Statistique officielle des Établissements Universitaires
de la ville d'Angers.

La question des épidémies présentera longtemps encore des inconnues, et nous n'avons pas la prétention de
les résoudre. — Nous présentons seulement le résultat
de nos recherches statistiques sur l'épidémie de rougeole
qui a sévi avec tant d'intensité dans la ville d'Angers,
du mois d'octobre 1879 au mois de mars 1880.

Cette statistique ne comprend pas *tous* les cas de
rougeole qui ont pu se produire dans la ville d'Angers ;
cette constatation est chose impossible ; nous nous
sommes contenté, pour apprécier cette épidémie, de
rechercher les cas observés dans les dix-neuf écoles communales, les cinq salles d'asile, et les quatre grands établissements universitaires : École primaire supérieure,
École normale primaire, Arts-et-Métiers et Lycée.

Nous donnons les résultats statistiques de plus de
seize cents cas de rougeole observés dans une popula-
tion scolaire de plus de 4,000 élèves ; nous ajouterons
que, chargé avec mon père du service médical du Lycée,
nous avons pu suivre avec soin la marche de l'épidémie
chez différentes catégories d'élèves et nous pourrons dé-

duire quelques comparaisons entre cet établissement de l'État et d'autres établissements libres.

Nous adressons nos remerciements bien sincères à M. l'Inspecteur d'Académie et à M. le Proviseur du Lycée, qui nous ont permis de dresser de la façon la plus complète cette *statistique officielle.*

Devant présenter notre travail à la séance du mois de mars de la Société de Médecine d'Angers, cette statistique s'arrête au 18 février ; mais à cette date, l'épidémie était en pleine décroissance, et les cas d'épidémie qui ont pu se produire ne peuvent modifier les conclusions que nous croyons pouvoir en tirer.

Nous donnons dans notre tableau la *date d'apparition* de l'épidémie et la *date de terminaison* (quand celle-ci a pu être établie d'une manière positive), le *nombre des élèves, l'âge, le nombre des élèves atteints* et la *mortalité.*

Nous indiquons dans le plan simplifié de la ville d'Angers la situation de tous les établissements scolaires, que nous avons marqués d'un numéro d'ordre correspondant à la date de l'apparition de l'épidémie, et le lecteur pourra suivre facilement la marche de cette maladie, qui a progressé d'une façon constante de l'ouest à l'est de la ville.

STATISTIQUE OFFICIELLE AU 18 FÉVRIER 1880

19. — ÉCOLES COMMUNALES.

	DATE de l'apparition.	AGE : 7 ANS A 13 ANS.	Élèves	Enfants atteints.	Décès.
1	79. Septembre. 15	Boulevard de Laval (filles)	205	71	1
2	Octobre ... 10	» » (garçons)	262	105	
3	» »	Frères Saint–Maurice, rue du Vollier.	197	70	
4	» 14	Faubourg Saint-Michel (garçons)	181	86	
5	» 15	Frères de la Trinité, place du Tertre..	170	30	
6	» »	Place Grégoire Bordillon (garçons)....	108	14	
7	» »	École Saint–Laud (garçons)	117	51	
8	» 20	Cour des Cordeliers (garçons)	138	30	
9	Novembre. 5	Frères Notre-Dame, rue Saint-Jacques	109	35	
10	» 10	Rue Bodinier (filles)	135	35	
11	» 12	Rue de Bouillou (filles)	181	65	
12	» 15	Frères St-Joseph, rue de St-Léonard..	90	16	
13	» 20	Rue Bodinier (garçons)	156	60	
14	» 24	École annexe de l'École Normale	70	16	
15	80. Janvier... 5	Saint-Léonard (filles)	84	40	
16	» 8	Cour des Cordeliers (filles)	142	25	
17	» 10	Justices (garçons)	148	60	
18	» »	» (filles)	134	75	
19	» 12	Saint-Léonard (garçons)	60	40	
			2.697	924	1
				34,2 °/₀	0,1 °/₀

5. — SALLES D'ASILE.

AGE : 4 A 7 ANS.

	DATE de l'apparition.	AGE : 4 A 7 ANS.	Élèves	Enfants atteints.	Décès.
5 bis	79. Octobre .. 15	Rue du Saint–Esprit	230	160	1
9 bis	Novembre 5	Saint-Maurice, rue Parcheminerie	158	147	1
10 bis	» 10	Saint-Michel, rue de Bouillou	270	200	2
14 bis	» 26	Saint-Joseph, rue de l'Asile	106	55	0
15 bis	80. Janvier... 5	Justices	121	120	5
			885	682	9
				77,1 °/₀	1,32 °/₀

4. — ÉTABLISSEMENTS UNIVERSITAIRES.

DATES de l'apparition.	DATES de la terminaison.	ÉTABLISSEMENTS.	AGE.	NOMBRE des ÉLÈVES.	ÉLÈVES ATTEINTS.	Décès
»	»	Arts–et–Métiers	15 à 18	300	0	0
15 Octobre 79	30 Novembre.	École primaire supérieure (Chevrollier)	»	155	28 18 °/₀	0
					80 {Int. 8} 10 °/₀	
					75 {Ext. 20} 26 °/₀	
20 Octobre 79	15 Novembre.	École normale primaire	16 à 19	55	3 5,4 °/₀	0
Ext. 25 oct. 79 Int. 9 nov. 79	2 Janvier 80	Lycée	5 à 18	412	100 24,2 °/₀	0

RÉFLEXIONS

Cette statistique nous permettra d'insister sur plusieurs points et de mettre en relief quelques considérations.

1° *Date de l'apparition de l'épidémie dans les différents établissements.* — Le premier cas signalé l'a été à l'école communale des filles du boulevard de Laval, le 15 septembre 1879, à la partie est de la ville d'Angers.

Comment ce cas est-il né chez le premier enfant? Est-il spontané ou il y a-t-il eu contagion? C'est ce qu'il nous a été impossible de préciser.

Ce n'est qu'un mois après (10 octobre) que l'école des garçons, dont les bâtiments sont connexes, a été atteinte.

Puis, à quelques jours près, dans le même mois, les deux écoles et l'asile qui se trouvent sur la rive droite de la Maine et voisines des premières (école des Frères de la Trinité, école Grégoire Bordillon, asile du Saint-Esprit) sont prises, et nous voyons l'épidémie précéder même de quelques jours dans plusieurs établissements du centre de la ville sur la rive gauche (école des Frères Saint-Maurice, école du faubourg Saint-Michel, école Saint-Laud, école de la cour des Cordeliers).

Pendant le mois de novembre, toutes les écoles du centre sont atteintes succesivement (écoles de la rue Saint-Jacques, de la rue Bodinier, de la rue de Bouillou, de la rue Saint-Léonard), et même une école assez excentrique vers l'est de la ville : l'école communale annexe de l'école normale.

Les salles d'asile du centre et de l'est (asiles Saint-Maurice, Saint-Michel, Saint-Joseph), sont également envahies.

Ce n'est que dans le mois de janvier que les écoles très excentriques à l'est (écoles Saint-Léonard et des Justices) sont atteintes en même temps que l'asile des Justices.

Quant aux établissements universitaires, l'école des Arts-et-Métiers, seule, a été indemne ; les trois autres ont été atteintes du 15 au 25 octobre (École Chevrollier, École normale primaire, Lycée) ; nous ferons remarquer que, pour le Lycée, les cas de rougeole chez les externes se sont montrés le 25 octobre, quinze jours avant que nous ayons eu à les observer chez les internes (9 novembre).

2° *Marche de l'épidémie.* — En suivant sur la carte la marche de l'épidémie, on voit que la rougeole a sévi progressivement de l'ouest à l'est de la ville, du boulevard de Laval jusqu'à Saint-Léonard et aux Justices.

En s'avançant, la rougeole a englobé successivement tous les établissements plus ou moins rapprochés entre eux ; ceux de la rive droite, puis ceux du centre, et enfin les plus excentriques de la rive gauche.

Donc, aucun établissement, excepté les Arts-et-Métiers, n'a été épargné ; l'École normale, l'École Chevrollier, le Lycée étaient atteints en même temps que les écoles communales et salles d'asile du même quartier ; — nous ferons les mêmes observations pour tous les autres établissements libres : salles d'asile, écoles, pensionnats de Bellefontaine, la Retraite, Mongazon.

C'est ce qui explique pourquoi l'épidémie s'est montrée au Lycée après l'école Chevrollier, et aux établissements libres de la Retraite et Mongazon après le Lycée.

3° *Nombre des élèves atteints.* — Si nous comparons le nombre total des élèves avec le nombre des rubéoleux dans les salles d'asile, écoles communales et établissements universitaires, nous trouvons :

ÉTABLISSEMENTS UNIVERSITAIRES

ÉTABLISSEMENTS.	ÉLÈVES.	Rubéoleux.	Nombre sur 100.
Salles d'asile	885	612	77,1 %
Écoles communales	2.697	924	34,2 %
Les Arts-et-Métiers		0	0
École normale prim.	55	3	5,4 %
École Chevrollier ..	Internes.... 80 ⎱ 155 Externes... 75 ⎰	8 ⎱ 28 20 ⎰	10 ⎱ 18 % 26,6 ⎰
Lycée.............	Internes .. 133 ⎱ Demi-pens. 47 ⎱ 412 Externes .. 232 ⎰	17 ⎱ 8 ⎱ 100 76 ⎰	12,78 ⎱ 17 ⎱ 24,2 % 32,75 ⎰

ÉTABLISSEMENTS LIBRES

ÉTABLISSEMENTS.	ÉLÈVES.	RUBÉOLEUX.
La Retraite............	115	21,7 %
Mongazon............	250	5,6 %
Saint-Urbain	117	Internes, 20,95 ⎱ 23,9 % Externes, 50,0 ⎰

Les salles d'asile, les écoles communales, les établissements universitaires présentent donc entre eux une progression décroissante; et ce qui est digne de remarquer, c'est que, à l'École Chevrollier et au Lycée, les externes sont atteints en plus grand nombre que les demi-pensionnaires, et les demi-pensionnaires que les internes.

Les internats de La Retraite et Saint-Urbain ont été plus atteints que le Lycée.

4° *Age des enfants atteints.* — Nous trouvons le même rapport pour l'âge que pour le nombre des enfants atteints :

	Age.	Enfants atteints.
Salles d'Asile.	4 à 7 ans	77,1 %
Écoles Communales.	7 à 13 ans	34,2 %
Lycée	5 à 18 ans	24,2 %
École Normale primaire. . .	16 à 19 ans	5,4 %
École des Arts-et-Métiers. .	15 à 18 ans	0 %

Pour le Lycée, nous avons pu avoir l'âge de tous les rubéoleux, aussi, si nous les divisons d'après les catégories précédentes, nous trouvons :

Lycée.	Élèves de 5 à 7 ans	10 cas (tous externes.
—	— 7 à 13 ans	70 cas.
100 cas	— 13 à 18 ans	20 cas.

Au Lycée, ce sont sept élèves externes de l'École primaire (3e division, 6, 7, 8 ans) qui ont été pris les premiers et le même jour (25 octobre). — Le dernier atteint a été un élève de la classe de mathématiques spéciales (17 ans).

5° *Fréquence d'après les mois.* — Pour les 100 cas, relevés pour le Lycée, nous constatons :

Octobre.	8 cas.
Novembre.	49 cas.
Décembre.	42 cas.
Janvier.	1 cas,

Ce qui ne veut pas dire que l'épidémie ait présenté partout la même proportion, car d'après le rapport général de M. l'Inspecteur d'Académie, l'épidémie se serait arrêtée au mois de décembre pendant les froids si rigoureux (de — 10° à — 20°) pour reprendre un caractère plus aigu dans le mois de janvier.

6° *Mortalité*. — L'épidémie de rougeole n'a pas eu un caractère bien grave :

Salles d'asile. . . . . . 1,32 %
Écoles communales. . . 0,1 %

Nous n'avons signalé aucun cas de décès dans les établissements universitaires ; Saint-Urbain (annexe de Mongazon) a eu un cas de mort.

L'épidémie a donc présenté dans son ensemble peu de gravité.

CONCLUSIONS

La ville d'Angers a subi une épidémie de rougeole du 15 septembre 1879 jusque vers le 15 mars 1880 ; — la statistique officielle des écoles et établissements universitaires montre que sur 4204 élèves, 1637 ont été atteints, soit 38,9 °/₀.

Cette épidémie, progressant d'une façon constante de l'ouest à l'est de la ville, a englobé dans sa marche tous les établissements d'une même zone, et tandis que le Lycée avait son dernier malade le 2 janvier, les pensionnats de la Retraite et Mongazon-Saint-Urbain ne voyaient de Rubéoleux que vers la fin janvier et le commencement du mois de février ; l'immunité des premiers mois ne tient donc qu'à ce fait, que la zone ambiante n'était pas encore envahie.

Comment s'est faite la propagation de la maladie ? est-ce par l'air au moyen de foyers d'infection, ou est-ce par contagion seulement d'individu à individu ?

Il est bien certain que le rapport d'un individu sain et d'un individu malade constitue une des causes la plus fréquente, et que les grandes réunions d'enfants sont un moyen de dissémination des maladies contagieuses de la première enfance, — aussi les jardins publics sont-ils des centres de propagation qu'il faut éviter avec le plus de soin possible au moment des épidémies.

Qui pourrait affirmer cependant que des personnes saines ne peuvent transporter à distance dans leurs vêtements le germe de la rougeole, — et que l'air seul ne peut être le véhicule ?

Mais pour envahir une surface aussi considérable que celle de la ville d'Angers, il faut un certain temps, ce que nous constatons dans l'épidémie de rougeole que nous avons observée et qui a duré pendant six mois.

Les plus jeunes enfants, ceux des salles d'asile, ont été pris dans la proportion la plus grande (77,1 %) sans doute, parce que la rougeole étant une maladie du premier âge, beaucoup n'avaient pas été atteints antérieurement. — Chez les plus âgés, l'âge ne crée pas une immunité, mais un grand nombre aura déjà eu la rougeole ; ce qui explique que l'École des Arts-et-Métiers (15 à 18 ans) a été indemne.

Il est un fait qui ressort encore de notre statistique d'une manière générale: les élèves externes sont atteints dans une proportion plus grande que les élèves internes. Ils sont plus jeunes, et les moyens de contagion sont plus nombreux chez les élèves de l'extérieur, pouvant aller visiter d'autres enfants dans des quartiers où règne l'épidémie, surtout lorsque l'on sait que la rougeole est susceptible de se communiquer d'individu à individu, non seulement pendant la période d'éruption, mais encore *dans la période des prodromes*.

Nous voyons le Lycée présenter pour les internes la proportion de 12,78 %, et pour les externes 32,75 %.

Il résulte de cette différence que l'on doit, au point de vue de la prophylaxie de l'épidémie, surveiller avec soin, dans les classes, la rentrée des élèves externes, qui ont été atteints ; au Lycée, un certificat du médecin traitant était exigé constatant qu'il n'y avait plus de crainte de contagion ; aucun des élèves, que nous avons pu suivre, n'est rentré, avant trois ou quatre semaines, après la terminaison de la maladie, et sans avoir pris préalablement un ou plusieurs bains savonneux.

Notre statistique démontre que les internats constituent pour les enfants, pendant les épidémies, un isolement véritable qui diminue les chances de la contagion, mais ces conditions favorables doivent être accompagnées d'autres mesures générales d'hygiène.

Au Lycée, tout élève malade peut se rendre à la visite journalière du médecin ; ce qui permet d'isoler, dès les premiers prodromes, tout malade suspect ; et, en dehors de l'infirmerie, se trouve une chambre d'isolement complètement indépendante des deux salles, où sont traitées, suivant l'âge, les affections ordinaires.

Personne n'ignore que dans les établissements libres il n'y a pas de visite journalière, et que souvent c'est une personne étrangère à la médecine qui juge si l'élève qui se dit souffrant est ou n'est pas malade.

D'autres conditions hygiéniques se trouvent aussi remplies au Lycée. Les élèves pensionnaires et demi-pensionnaires sont répartis entre 8 études de 25 à 30 élèves chacune ; et les internes couchent dans 5 dortoirs, vastes, bien aéérés, n'ayant pas plus d'une trentaine de lits. Chaque dortoir a son maître surveillant ; — un veilleur de nuit passe toutes les deux heures et est obligé de constater son passage à un cadran indicateur ; il est impossible d'entourer de plus de précautions la surveillance physique et morale des jeunes gens.

En est-il de même dans les établissements où l'on voit réunis dans la même étude, dans le même dortoir, sous la surveillance d'un ou deux maîtres, 80 ou 100 élèves ? La surveillance doit être impossible et l'hygiène complètement défectueuse.

Nous sommes heureux, nous, ancien élève du Lycée, de signaler les importantes améliorations réalisées depuis vingt ans, et de rendre hommage à son intelligente et honorable administration.

Tel est l'ensemble de réflexions que nous a suggérées l'épidémie de rougeole qui a sévi d'une façon si générale sur la ville d'Angers en 1879-1880.

Angers, imp. Germain & G. Grassin, rue Saint-Laud. — 775-81.

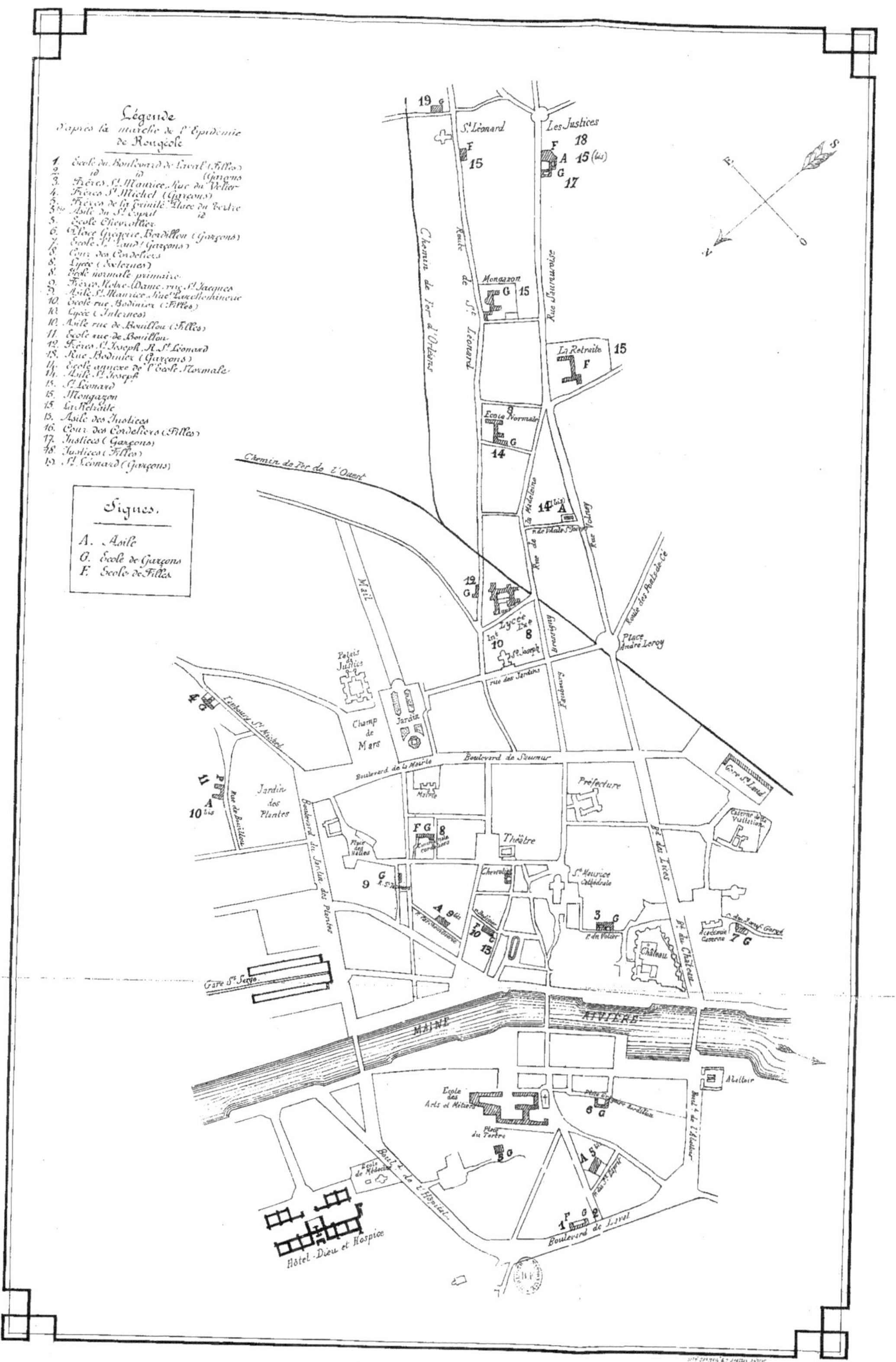

Légende
d'après la marche de l'Épidémie
de Rougeole

1. École du Boulevard de Laval (Filles)
2. id (Garçons)
3. Frères St Maurice, Rue du Vollier
4. Frères St Michel (Garçons)
5. Frères de la Trinité, Place du Tertre
5bis. Asile du St Esprit id
5. École Chevrollier
6. Place Grégoire Bordillon (Garçons)
7. École St Laud (Garçons)
8. Cour des Cordeliers
8. Lycée (Externes)
8. École normale primaire
9. Frères Notre-Dame, rue St Jacques
10. Asile St Maurice, Rue Lanchetonière
10. École rue Bodinier (Filles)
10. Lycée (Internes)
11. Asile rue de Bouillon (Filles)
11. École rue de Bouillon
12. Frères St Joseph, R. St Léonard
13. Rue Bodinier (Garçons)
14. École annexe de l'École Normale
14. Asile St Joseph
15. St Léonard
15. Mongazon
15. La Retraite
15. Asile des Justices
16. Cour des Cordeliers (Filles)
17. Justices (Garçons)
18. Justices (Filles)
19. St Léonard (Garçons)

Signes.
A. Asile
G. École de Garçons
F. École de Filles

St Léonard
Les Justices
Chemin de Fer d'Orléans
Route de St Léonard
Rue Saumuroise
Mongazon
La Retraite
École Normale
Chemin de Fer de l'Ouest
Rue de la Madeleine
Route des Ponts-de-Cé
Mail
Palais Justice
Champ de Mars
Jardin
Lycée Place André Leroy
Int. St Joseph
rue des Jardins
Faubourg St Michel
Rue de Bouillon
Jardin des Plantes
Boulevard du Jardin des Plantes
Boulevard de la Mairie
Boulevard de Saumur
Mairie
Préfecture
Gare St Laud
Théâtre
Caserne de Visitation
École normale cantonale
Chevrollier
St Maurice Cathédrale
R. du Vollier
Château
Académie Caserne
R. du Grand Garçon
Gare St Serge
MAINE RIVIÈRE
Abattoir
École des Arts et Métiers
Place Grégoire Bordillon
Place du Tertre
École de Médecine
Boulevard de l'Hôpital
Boulevard de Laval
Hôtel-Dieu et Hospice